BEI GRIN MACHT SICH IHR WISSEN BEZAHLT

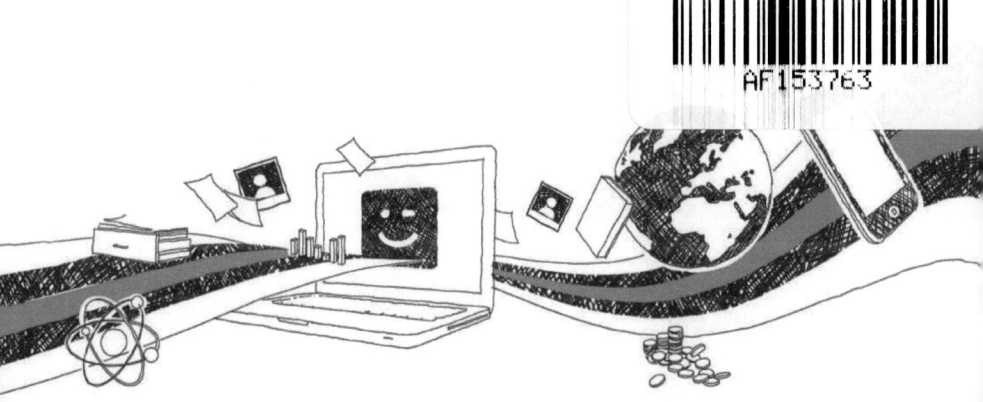
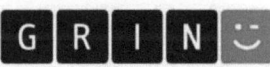

Ernährungsberatungskonzept für Säuglinge mit Informationen über das Stillen und die Beikosteinführung

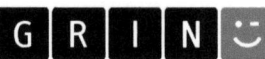

Bibliografische Information der Deutschen Nationalbibliothek:

Die Deutsche Nationalbibliothek verzeichnet diese Publikation in der
Deutschen Nationalbibliografie; detaillierte bibliografische Daten sind
im Internet über http://dnb.d-nb.de abrufbar.

ISBN: 9783346765666
Dieses Buch ist auch als E-Book erhältlich.

Das Buch bei GRIN: https://www.grin.com/document/1298630

Academy of Sports

Abschlussarbeit — Säuglingsernährung

Ernährungsberater/in für Babys und Kleinkinder

Datum: 02.08.2022

Inhalt

1. Einleitung

Wohl kein anderes Thema im Bereich der Ernährung liegt den Menschen so am Herzen wie die Frage nach der richtigen Ernährungsweise für ihre Kinder. Für die gesunde Entwicklung und die Vorbeugung von Krankheiten ist die Ernährung des Kleinkindes entscheidend. Aber was ist das Beste für das Baby?

Zweifellos ist gesunde Muttermilch perfekt auf die körperliche und geistige Entwicklung des Babys abgestimmt, aber es gibt auch gute Gründe, warum nicht gestillt werden kann oder eine Frau nicht stillen möchte. Hierfür gibt es eine gesunde vollwertige Flaschenmilchnahrung, die den Bedürfnissen von Säuglingen entspricht. Allerdings gibt es in der Säuglingsernährung ein paar Dinge zu beachten. Das kindliche Verdauungssystem ist noch nicht ausgereift und reagiert sehr empfindlich auf Störungen. Leber und Nieren sind unreif und in ihrer Funktion eingeschränkt.[1] Auch die Fähigkeit feste Nahrung zu essen, muss sich noch entwickeln.

Kinder machen neue Erfahrungen am liebsten mit allen Sinnen. Lebensmittel schmecken, riechen, anfassen, anschauen und hören, ist sehr wichtig. Hier lohnt sich die Geduld der Eltern auf jeden Fall. Manche Geschmäcker müssen mehrmals probiert werden, bis sie akzeptiert werden. Kinder sollten abwechslungsreich aus der Vielfalt der Gemüse-, Obst-, Getreide- und Fleischsorten probieren dürfen und das ohne Druck und Zwang.

Zur Beratung in der Säuglingsernährung gehört neben der täglichen Ernährungsempfehlung auch die Aufklärung über empfohlene Supplemente und die Aufklärung zur Allergieprävention.

Im ersten Teil meiner Arbeit kommt Frau M. im 9. Monat schwanger zu mir in die Beratung und ist sich bezüglich des Stillens unsicher. Hierzu erfolgt eine Beratung über die Ernährung von Säuglingen.

Im zweiten Teil meiner Arbeit kommt Frau M. erneut zu mir. Ihr Baby ist inzwischen 4 Monate alt. Sie wünscht sich eine Beratung über das Einführen der Beikost.

---

[1] Lehrskript Säuglingsernährung, Kapitel 1, Academy of Sports, Backnang

2. Beratungsfall A

2.1 Das erste Informationsgespräch

Das erste Informationsgespräch dient dem gegenseitigen Kennenlernen und dem Erläutern des Ablaufs einer Beratung.

Ich kenne Frau M. jedoch schon aus einer vorherigen Beratung zu Beginn ihrer Schwangerschaft. Damals wünschte sie sich Informationen über eine optimale Ernährung und Verhaltensweisen in der Schwangerschaft.

Heute kommt sie strahlend in meine Praxis und ich begrüße sie herzlich. Frau M. erzählt mir ganz aufgeregt, dass die Geburt kurz bevorsteht und sie sich sehr auf ihr Baby freut, sich jedoch bezüglich des Stillens sehr unsicher fühlt.

Ich biete ihr an, dass wir gemeinsam ihren Anamnesebogen[2] noch einmal durchgehen und anschließend einen Termin für eine Beratung vereinbaren. Frau M. ist damit einverstanden und nach der Überprüfung des Anamnesebogens vereinbaren wir einen Termin zwei Tage später für die Beratung.

2.1.1 Erstes Beratungsgespräch

Frau M. kommt in meine Praxis und fühlt sich sichtlich wohl. Ich begrüße sie und biete ihr Wasser und einen gemütlichen Platz an. Da Frau M. sich bezüglich des Stillens sehr unsicher ist, möchte ich ihr zunächst ihre Bedenken nehmen und frage sie, worüber genau sie sich Sorgen macht. Frau M. erwidert, dass sie Angst hat, dass sie ihr Baby nicht ausreichend versorgen kann.

Ich erkläre Frau M., dass Stillen das natürlichste auf der Welt ist. Die Natur hat es so vorgesehen und Muttermilch ist optimal auf die Bedürfnisse des Kindes abgestimmt und hat eine hohe Bioverfügbarkeit der Nährstoffe bei minimaler Stoffwechselbelastung. Muttermilch ernährt nicht nur, sie schützt auch. „Muttermilch enthält viele lebende Bestandteile, darunter Stammzellen, weiße Blutkörperchen und nützliche Bakterien, sowie andere bioaktive Inhaltsstoffe wie Antikörper, Enzyme und Hormone, die alle dazu beitragen, Infektionen zu bekämpfen, Krankheiten zu verhindern und die normale gesunde Entwicklung des Babys zu fördern."[3] Beim Stillen steigt der Oxytocinspiegel – das „Kuschelhormon" – bei Mutter und Kind, was die Bindung stärkt und die Kontraktion der Gebärmutter veranlasst, was die Rückbildung fördert.

---

[2] Der vollständige Anamnesebogen befindet sich im Anhang
[3] https://www.medela.de/stillen/deine-stillzeit/vorteile-stillen

Frauen verbrauchen durch das Stillen Energie, so dass sich das Körpergewicht nach der Geburt wieder reguliert. Außerdem belegen wissenschaftliche Studien, dass Stillen das Risiko für bestimmt Krebsarten wie Brust- u. Eierstockkrebs reduziert.[4] Zudem leiden Stillkinder im Vergleich zu nicht gestillten Kindern weniger an Infektionen des Magen-Darm-Trakts, an späterem Übergewicht und Mittelohrentzündungen. Auch Kiefer, Zähne und Sprache werden positiv beeinflusst. Stillen senkt außerdem das Risiko des „plötzlichen Kindstod".

Frau M. muss sich über die Milchmenge keine Sorgen machen. Säuglinge brauchen am Anfang nur sehr wenig Milch. Der Magen von Neugeborenen ist sehr klein, nur etwa Kirschkern groß. Dazu passend produziert die Brust zunächst sehr geringe, aber hochkonzentrierte Muttermilch, das sogenannte Kolostrum. Wenn die Mutter dann nach Bedarf stillt und das Baby häufig anlegt, passt sich die Milchproduktion dem Bedarf des Babys und der wachsenden Magengröße an.

Anmerkung der Redaktion:
Diese Abbildung wurde aus urheberrechtlichen Gründen entfernt.

Abbildung 1: Magengröße Säugling[5]

Ich erkläre Frau M. die Phasen der Milchentwicklung anhand einer Grafik.

Anmerkung der Redaktion:
Diese Abbildung wurde aus urheberrechtlichen Gründen entfernt.

Abbildung 2: Laktationsstadien[6]

---

[4] https://www.rnd.de/wissen/stillen-schutz-vor-eierstock-krebs-studie-wertet-umfassende-daten-aus-Q6VVNFWGDZCXDH3IKVSXVBYSJY.html
[5] https://gesund-ins-leben.de/netzwerk-gesund-ins-leben/aktuelle-meldungen/meldungen-2021/sorge-junger-muetter-um-zu-wenig-muttermilch-meist-unbegruendet/
[6] https://www.mamiweb.de/familie/die-ernaehrung-vom-baby-mit-muttermilch/1

Bei der Übergangsmilch steigt die Menge, die produziert wird – verglichen mit der geringen Menge Kolostrum – stark an. In der Übergangsmilch befindet sich im Vergleich zum Kolostrum mehr Fett und mehr Laktose, was dem Baby Energie gibt. Sie wird etwa 10-14 Tage produziert, danach erst entsteht die so genannte reife Milch.

Auch während des Stillvorgangs verändert sich die Milch. Zu Beginn kommt die Vordermilch, sie hat einen höheren Wassergehalt und ist durstlöschend. Nach etwa 2-3 Minuten folgt die Hintermilch, die fett- und energiehaltiger ist. Wenn nach Bedarf gestillt wird, ist keine weitere Flüssigkeitszufuhr notwendig, außer es besteht ein erhöhter Wasserverlust, z.b. durch sehr hohe Außentemperaturen oder Erkrankungen. Ich kläre Frau M. darüber auf, dass es verschiedene Formen des Stillens gibt. Man kann ausschließlich Stillen, dazu gehört auch die Gabe von abgepumpter Muttermilch. Beim überwiegenden Stillen gibt man zusätzlich Wasser, Tee oder Maltodextrin Lösung. Es besteht ebenso die Möglichkeit der Zwiemilchernährung. Hierbei werden Muttermilch und Säuglingsmilchnahrung kombiniert und abwechselnd gegeben. Nach dem 4. Monat bzw. mit Einführung der Beikost kann dann noch teilweise gestillt werden, solange wie es gewünscht ist.

Es wird empfohlen das Kind gleich nach der Geburt das 1. Mal anzulegen und immer nach Bedarf des Säuglings zu stillen. Mindestens bis zum Ende des 4. Monats ausschließlich und auch während der Beikosteinführung.

Da Frau M. sich große Sorgen darüber macht, ob sie ihr Kind beim Stillen ausreichend ernähren kann, empfehle ich ihr eine Packung „Pre" oder „1er" Nahrung und in ihrem Fall sogar zur Allergieprophylaxe besser „HA Pre" oder „HA1" zu besorgen und in den Schrank zu stellen. So muss sie sich keine Sorgen machen, ihr Kind könnte hungern, was auch den Milchfluss beeinträchtigen könnte.

Frau M. fragt, was sie wegen der Allergien beachten muss und ich schlage vor, dazu nochmal einen gesonderten Termin zu vereinbaren, da die Zeit dafür heute nicht mehr ausreicht. Damit ist Frau M. einverstanden.

Säuglingsanfangsnahrung kann ebenfalls nach Bedarf des Kindes gefüttert werden und gewährleistet eine vollwertige und sichere Ernährung des Säuglings. Folgenahrung (mit der Ziffer 2) kann man frühstens mit Einführung der Beikost geben. Ein Wechsel von Anfangsnahrung auf Folgenahrung ist aber nicht notwendig. Die Zubereitung erfolgt nach Anleitung des Herstellers. Wichtig hierbei zu beachten ist, dass der Dosierlöffel nur gestrichen befüllt wird, da angedickte Milch die unreifen Nieren belasten könnten. Milchmahlzeiten werden immer frisch zubereitet und die Reste werden entsorgt. Das Leitungswasser wird auf 30-40 Grad erwärmt und muss nicht abgekocht werden. Falls man einen Hausbrunnen hat, muss die Wasserqualität überprüft werden. Möchte man Mineralwasser verwenden, dann nur welches, das den Hinweis „Für die Zubereitung von Säuglingsnahrung geeignet" trägt. Die Selbstherstellung von Säuglingsmilch ist grundsätzlich nicht empfehlenswert.[7]

Der große Vorteil der Muttermilch besteht darin, dass sie immer verfügbar, immer richtig temperiert, hygienisch einwandfrei und die günstigste Form der Säuglingsernährung ist.

Ich gebe Frau M. noch einen Aufkleber „Was Babys brauchen" für das Kinderuntersuchungsheft mit.[8]

Ich biete Frau M. an bei unserem nächsten Termin neben der Allergieprävention auch noch die Empfehlungen zu den Supplementen zu besprechen. Frau M. ist sehr daran interessiert und wir vereinbaren einen Termin in der folgenden Woche.

2.1.2 Zweites Beratungsgespräch

Frau M. kommt ein zweites Mal in meine Beratung, um Informationen zu den empfohlenen Supplementen nach der Geburt, sowie zur Allergieprävention zu erhalten.

Frau M. und ihr Mann haben beide Allergien (siehe Anamnesebogen im Anhang). Laut Risiko-Check liegt das Risiko für ihr Kind bei 50-60% eine Allergie zu entwickeln. Da Herr und Frau M. beide auf Gräser allergisch sind, liegt hier das Risiko sogar bei 60-80%.

Anmerkung der Redaktion:
Diese Abbildung wurde aus urheberrechtlichen Gründen entfernt.

Abbildung 3: Allergierisiko von Neugeborenen[9]

---

[7] Lehrskript Säuglingsernährung, Kapitel 2, Academy of Sports, Backnang
[8] https://www.ble-medienservice.de/3805/was-babys-brauchen-kinderuntersuchungsheft-aufkleber
[9] https://www.aak.de/empfehlungen-zur-allergievorbeugung-fuer-werdende-eltern

Im Wesentlichen hängt das Risiko eine Allergie zu entwickeln von der genetischen Prädisposition und von Umweltfaktoren ab. Zur Allergieprävention hat die Deutsche Gesellschaft für Allergologie und klinische Immunologie (DGAKI) und die Deutsche Gesellschaft für Kinder- und Jugendmedizin (DGKJ) die S3-Linien erlassen.[10]

Darin heißt es, dass Säuglinge mindestens bis zum Beginn des 5. Lebensmonats ausschließlich gestillt werden sollen. Die Beikost sollte frühstens mit Beginn des 5. und spätestens mit Beginn des 7. Lebensmonat eingeführt werden und auch mit der Beikost soll im gesamten 2. Lebenshalbjahr weiter gestillt werden. Wenn in der Familie ein Allergierisiko besteht und das Kind noch gestillt wird, dann sollte eine hydrolysierte Nahrung (HA-Nahrung) gegeben werden.

Mittels eines Fadens demonstriere ich Frau M. den Unterschied zwischen dem Eiweißmolekül in der „normalen" Säuglingsnahrung auf Kuhmilchbasis zu den Eiweißbruchstücken in der HA-Nahrung.

Anmerkung der Redaktion:
Diese Abbildung wurde aus urheberrechtlichen Gründen entfernt.

Abbildung 4: Hydrolyse von Eiweißen[11]

Zu Prä- und Probiotika gibt es noch keine ausreichenden Erkenntnisse, sodass dazu keine Empfehlungen ausgesprochen werden. Die Frage nach Haustieren beantwortet Frau M. mit „nein". Ich erkläre ihr, dass nach den Richtlinien eine Anschaffung von Katzen in Familien mit Allergierisiko nicht empfohlen wird. Frau M. soll sich selbst ausgewogen ernähren und vor allem sollte ihre Nahrung Fisch enthalten und mit der Beikosteinführung sollte Fisch auch dem Kind angeboten werden. Der Fischkonsum soll einen schützenden Effekt haben. Gegen Hausstaubmilben sollte auf den Matratzen ein Überzug angebracht werden und es sollte regelmäßig gelüftet werden, um hohe Luftfeuchtigkeit und mangelnde Zirkulation und damit Schimmelbildung zu vermeiden. Die Impfungen sollten nach STIKO-Empfehlung erfolgen. Sollte es zu einem Kaiserschnitt kommen, erhöht sich das Risiko für eine Allergie. Ich frage Frau M., ob sie dazu noch Fragen hat.

---

[10] https://www.stillen-institut.com/media/Stellungnahme-S3-Leitlinie-Allergiepraevention.pdf
[11] Lehrskript Säuglingsernährung, Kapitel 2, Academy of Sports

Frau M. hat keine weiteren Fragen zum Thema Allergieprophylaxe und bedankt sich für die Informationen.

Als Zweites möchte ich sie gerne über die empfohlenen Supplemente informieren. Die Fachgesellschaften empfehlen, dass jeder Säugling Vitamin K, Vitamin D und Fluorid zusätzlich zur Muttermilch oder Säuglingsnahrung erhält.

Nährstoff	Dosierung
Vitamin K	3x 2 mg als Tropfen bei den Vorsorgeuntersuchungen U1, U2 und U3, alternativ in besonderen Situationen einmalig durch eine ärztliche Injektion
Vitamin D	täglich 400-500 IE (10-12,5 µg) als Tablette oder Tropfen bis zum erlebten 2. Frühsommer (also etwa 12-18 Monate)
Fluorid	täglich 0,25 mg, bei erhöhter Fluoridkonzentration im Trinkwasser über 0,3 mg/l muss eine Dosisanpassung erfolgen und wenn das Trinkwasser mehr als 0,7 mg Fluorid/l enthält, sollen keine Fluoridsupplemente gegeben werden. Die Gabe erfolgt bis altersgerecht fluoridhaltige Zahnpasta angewendet werden kann

Abbildung 5: Tabelle zu empfohlenen Supplementen[12]

Die Deutsche Gesellschaft für Zahn-, Mund- und Kieferheilkunde (DGZMK) empfiehlt fluoridierte Zahnpasta ab dem 1. Zahn. Diese Ansicht wird von Kinder- und Jugendärzten in Deutschland nicht unterstützt, da Kinder in diesem Alter die Zahnpasta noch nicht richtig ausspucken können. Die DGZMK empfiehlt ab dem 3. Lebensjahr 2x täglich fluoridhaltige Kinderzahnpasta (500 ppm) und mit dem Durchbruch des 1. bleibenden Zahnes 2x täglich Erwachsenenzahnpasta (1000-1500 ppm) und die zusätzliche Verwendung von fluoridiertem Speisesalz. Sollten jedoch Bedenken wegen des Hinunterschluckens bestehen, kann auch mit fluoridfreier Zahnpasta geputzt werden und Fluoridtabletten gegeben werden. Auf die Zahngesundheit ist die Wirksamkeit von Fluoriden unbestritten. Die Fluoridgehalte in Lebensmitteln sind sehr gering. Zu den fluoridhaltigen Lebensmitteln gehören Sprotten, Sardinen, Hartkäse und Spinat. In der Muttermilch befinden sich nur geringe Fluoridmengen. Frau M. hat auch zu Fluorid keine weiteren Fragen.[13]

Die prophylaktische Gabe von Vitamin K konnte das Risiko für Vitamin-K-Mangel-Blutungen bei Säuglingen in Deutschland deutlich reduzieren. Neugeborene haben keinen ausreichenden

---

[12]https://www.gesund-ins-leben.de/fuer-fachkreise/bestens-unterstuezt-durch-1-lebensjahr/handlungsempfehlungen/beikost/naehrstoffsupplement-im-1-lebensjahr/

[13] Lehrskript Säuglingsernährung, Kapitel 1, Academy of Sports

Vitamin-K-Speicher, der Transport durch die Plazenta ist unzureichend und der Vitamin-K-Gehalt der Muttermilch ist zu niedrig, daher sind sie auf eine schnelle Vitamin-K-Zufuhr nach der Geburt angewiesen. Die DGKJ empfiehlt daher, die 3-malige orale Gabe von 2 mg Vitamin K nach der Geburt im Rahmen der U1, U2 und U3.[14]

Vitamin-K-wirksame Verbindungen sind in vielen Lebensmitteln enthalten, insbesondere in Grünkohl, Blattspinat, Brokkoli und Rosenkohl.

Eine Besonderheit stellt das fettlösliche Vitamin-D dar. Es muss nicht nur exogen über die Nahrung zugeführt werden, sondern der Großteil wird über die endogene Vitamin-D-Synthese in der Haut unter dem Einfluss von Sonnenlicht abgedeckt. Säuglinge sollen wegen ihrer empfindlichen Haut nicht direkt der Sonne ausgesetzt werden und der Vitamin-D-Gehalt in der Muttermilch und in der Säuglingsmilchnahrung ist meist zu gering. Der Körper benötigt Vitamin-D für die Regulation des Calcium- und Phosphatstoffwechsels, was sehr wichtig für die Knochengesundheit ist. Eine Unterversorgung kann zu Rachitis führen. Herabgesetzte Muskelkraft und verminderter Muskeltonus sowie eine erhöhte Infektanfälligkeit können weitere Symptome der Unterversorgung sein. In Lebensmitteln ist Vitamin-D vor allem in fettreichen Fisch, Eigelb und angereicherter Margarine enthalten. Wichtig ist auf jeden Fall, dass viel Bewegung im Freien stattfindet und man ab der 2. Lebenswoche bis zum 2. Frühsommer 10-12,5 µg Vitamin-D-Supplement in Form von Tabletten oder Tropfen zuführt und am besten in der Kombination mit Fluorid.[15]

Ich frage Frau M., ob sie noch weitere Fragen hat. Frau M. bedankt sich und sagt im Moment hat sie keine weiteren Fragen und sie möchte sich jetzt auf die Geburt und die ersten Wochen vorbereiten. Wenn der Zeitpunkt der Beikosteinführung kommt, möchte sie sich gerne darüber genauer informieren und sie möchte sich dann wieder mit mir in Verbindung setzen. Ich sage ihr, dass ich sie da sehr gerne begleiten und unterstützen möchte und wünsche ihr für die bevorstehende Geburt alles Gute.

3. Beratungsfall B

Frau M. hat eine kleine Tochter bekommen. Sie ist nun 4 Monate alt. Frau M. wünscht sich von mir eine Beratung zur Einführung der Beikost und zur Zubereitung von Beikost für ihr Kind, da sie gerne selbst kochen möchte. Wir vereinbaren einen Termin.

---

[14]https://www.gesund-ins-leben.de/fuer-fachkreise/bestens-unterstützt-durch-1-lebensjahr/handlungsempfehlungen/beikost/naehrstoffsupplemente-im-1-lebensjahr/
[15] Lehrskript Säuglingsernährung, Kapitel 1, Academy of Sports, Backnang

3.1 Erstes Beratungsgespräch

Frau M. kommt mit ihrer kleinen Tochter in meine Praxis. Die Kleine schläft friedlich in ihrer Babyschale. Frau M. soll es sich zunächst gemütlich machen, ankommen und ich biete ihr ein Glas Wasser an. Anschließend möchte ich mit ihr den Anamnesebogen bezüglich ihrer Tochter ergänzen.[16]

Die Geburt ist gut verlaufen und auch das Stillen funktioniert nach anfänglichen kleinen Schwierigkeiten sehr gut. Den Tipp mit der Packung Säuglingsmilchnahrung im Schrank, fand Frau M. sehr gut, denn es hat sie am Anfang sehr entspannt zu wissen, dass sie jederzeit Nahrung für ihr Baby zur Verfügung hätte, gebraucht hat sie es aber bisher nicht.

Ihre Tochter Raya ist inzwischen gut gewachsen. Sie kann ihren Kopf alleine halten und mit Unterstützung aufrecht sitzen. Sie zeigt auch schon Interesse am Essen ihrer Eltern. Ich rate Frau M. bis zum Beginn des 5. Monats zu warten, doch auch nicht länger als bis zum Beginn des 7. Lebensmonats, um langsam mit der Beikosteinführung zu beginnen. Als Beikost wird alles bezeichnet, was Babys außer Muttermilch und Säuglingsmilchnahrung bekommen.

Zur besseren Veranschaulichung erarbeite ich mit Frau M. einen Metaplan, eine Art Pinnwand, an der die einzelnen Schritte aufgeführt werden. Dafür demonstriere ich ihr zunächst meinen Beikostbaukasten. Die einzelnen Steine lassen sich aufeinander stecken und jede Lebensmittelgruppe hat eine Farbe. Diese nehme ich im Metaplan mit auf.

Lebensmittelgruppe	Farbe	Beispiele
Gemüse	grün	Karotte, Pastinake, Kürbis, Fenchel, Zucchini, Brokkoli
Beilage	gelb	Kartoffeln, Reis, Vollkornnudeln, Polenta, Quinoa
Fett	hellgrün	Pflanzenöl, Butter
Fleisch/ Fisch	rot	Rind, Schwein, Huhn, Pute, Kalb, Lamm, Fisch
Obstmus/ Saft	orange	Apfel, Birne, Nektarine, Pfirsich, Aprikose
Getreide	hellbraun	Hirseflocken, Haferflocken, Schmelzflocken

---

[16] Der Anamnesebogen befindet sich im Anhang

Milch	hellblau	pasteurisierte Vollmilch

Abbildung 6: Beikostbaukasten (eigene Darstellung)

Alter	morgens	vormittags	mittags	nachmittags	abends
1.-4. Monat	Stillen/Säuglingsmilchnahrung nach Bedarf				
5.-7. Monat			1. Gemüse 90-100 g 2. Kartoffel 40-60 g 3. Öl 1EL 4. Fleisch/Fisch 20-30 g 5. Saft 1-2 EL		

Abbildung 7: Metaplan bis 5.-7. Monat (eigene Darstellung)

In den ersten Tagen werden nur wenige Löffel einer Gemüsesorte (z.B. Möhrenmus) angeboten. Anschließend erhält das Baby wie gewohnt Milch bis es satt ist. Dabei ist darauf zu achten, ob das Kind den Brei nicht direkt mit der Zunge aus dem Mund schiebt und ob es den Mund öffnet, wenn der Löffel kommt. Hieran lässt sich erkennen, ob das Kind wirklich schon für die Beikost bereit ist. Wichtig ist, dass nichts unter Druck und Zwang abläuft. Wenn das Kind Karotten nicht verträgt, kann man auch anderes Gemüse z.B. Kürbis, Fenchel, Pastinake, Zucchini etc. verwenden. Die Gemüsemenge wird dann langsam auf ca. 100 g gesteigert. Nach einigen Tagen kann dann eine gegarte Kartoffel hinzugefügt werden. Später kann man auch andere Beilagen, wie Reis, Hirse oder eifreie Nudeln verwenden. Wichtig ist, die einzelnen Lebensmittel nacheinander einzuführen. Wenn es bei der Beikosteinführung zu Verdauungsproblemen in Form von Verstopfung (Obstipation) kommt, kann man den Brei gleich mit 1 EL Rapsöl ergänzen. Ansonsten kommt das Öl als 3. Zutat hinzu. Als nächstes kommen dann ca. 30 g Fleisch dazu. Rindfleisch liefert den höchsten Eisengehalt. Zusätzlich als 5. Stufe kommen ca. 1,5 EL Obstsaft zur Vitamin-C- Versorgung und bei der vegetarischen Variante mit Getreide statt Fleisch, zur besseren Eisenaufnahme, hinzu. Dabei sollten säurearme Sorten wie z.B. Apfel, Birne, Nektarine, Pfirsich oder Aprikose gewählt werden. Alle 2-3 Tage kann ein neues Lebensmittel eingeführt werden. Es sollte beim Obst und Gemüse für Abwechslung gesorgt werden, damit das Kind viele Geschmäcker kennenlernt. Zur Allergieprävention wird empfohlen regelmäßig fettreichen Meeresfisch, wie Lachs und Makrele statt Fleisch anzubieten. Allerdings ist darauf zu achten, dass Fisch häufig belastet ist, daher sollte es nur 1-2-mal die Woche gegeben werden. Zu den stark belasteten Fischsorten zählen Thunfisch, Hecht, Schwertfisch und Heilbutt.[17]

---

[17] Lehrskript Säuglingsernährung, Kapitel 3, Academy of Sports, Backnang

Damit ist die erste Breimahlzeit komplett. Es besteht die Möglichkeit den Brei als vegetarische Variante zuzubereiten. Hierbei wird das Fleisch durch ca. 10 g möglichst eisenreiches Vollkorngetreide (z.B. Hirse oder Haferflocken) und 2 EL Wasser ersetzt. Bei Säuglingen ist von einer veganen Ernährung grundsätzlich abzuraten. Am Ende des ersten Monats der Breieinführung sollte eine ganze Milchmahlzeit durch diesen Brei ersetzt sein. Als Breikost wird als nächstes der Vollmilch-Getreide-Brei etwa einen Monat später eingeführt werden. Ich demonstriere Frau M. das an Hand des Metaplanes.

Alter	morgens	vormittags	mittags	nachmittags	abends
1.-4. Monat	Stillen/Säuglingsmilchnahrung nach Bedarf				
5.-7. Monat	Stillen/Säuglingsmilchnahrung		1. Gemüse 90-100 g	Stillen/Säuglingsmilchnahrung	
			2. Kartoffel 40-60 g		
			3. Öl 1EL		
			4. Fleisch/Fisch 20-30 g		
			5. Saft 1-2 EL		
6.-8. Monat	Stillen/Säuglingsmilch		1. Gemüse 90-100 g	Stillen/ Säuglings- milch	1. Milch 200 g
			2. Kartoffel 40-60 g		2. Getreideflocken 20 g
			3. Öl 1EL		3. püriertes Obst 20 g
			4. Fleisch/Fisch 20-30 g		
			5. Saft 1-2 EL		

Abbildung 8: Metaplan bis 6.-8. Monat (eigene Darstellung)

Der Milch-Getreide-Brei wird gewöhnlich als Abendmahlzeit eingeführt. Diese Abfolge kann aber je nach Familien- und Alltagssituation variiert werden, z. B. wenn die warme Mahlzeit abends eingenommen wird. Durch den Vollmilch-Getreide-Brei wird eine weitere Milchmahlzeit ersetzt. Bei der Selbstzubereitung kann man pasteurisierte Vollmilch, Muttermilch oder Säuglingsmilch verwenden. Roh- oder Vorzugsmilch sollten wegen ihres Infektionsrisikos nicht verwendet werden. Sollten Zutaten bereits im ersten Brei enthalten sein, werden sie als bekannt vorausgesetzt. Hirse hat den höchsten Eisengehalt und auf glutenhaltiges Getreide sollte zur Allergieprävention nicht verzichtet werden. Quark und

Joghurt sind in der Beikost allerdings nicht vorgesehen. Wenn fertiger Milchbrei gekauft wird, dann sollte deren Zusammensetzung dem selbstzubereiteten Brei möglichst ähnlich sein. Unnötige Zusätze wie Kakao, Schokolade, Aromen und Süßungsmittel sollten nicht enthalten sein. Milchfertigbreie werden nicht mit Milch, sondern mit Wasser zubereitet.[18]

Frau M. möchte von mir wissen, ob es besser ist, die Breie selbst zuzubereiten oder fertige Produkte zu verwenden. Ich stelle mit ihr eine Tabelle zusammen, in der wir die Vor- und Nachteile zusammenfassen.

Brei	Vorteile	Nachteile
Selbstherstellung	• ökologisch, da saisonale einheimische Obst- und Gemüsesorten verwendet werden können • Geschmackssinn wird geschult • preiswerter • emotionaler Wert von selbsthergestellter Nahrung	• zeit- und arbeitsintensiv • Gefahr von möglicher Keimbelastung, wenn man nicht hygienisch arbeitet • es könnte zu einem Joddefizit kommen bei ausschließlicher Selbstherstellung
Fertigprodukte	• praktisch schadstoff- und keimfrei (da hohe gesetzliche Anforderungen) • zeitsparend • gleichbleibende Qualität • enthalten Jod (kritischer Nährstoff für Defizite) • haltbar und gut zu transportieren	• einheitlicher Geschmack • weichen mit ihren Altersangaben vom empfohlenen Ernährungsplan ab • evtl. unnötige Zusätze, wie Aromen, Süßstoffe und Salz • teuer • oft zu fein püriert

Abbildung 9: Vor- und Nachteile der Selbstherstellung und von Fertigprodukten (eigene Darstellung)

Alternativ besteht die Möglichkeit Selbstherstellung und Fertignahrung zu kombinieren z.B. mit fertigen Fleischzubereitungen oder fertigen Obstpürees oder auch eine komplette Fertignahrung, wenn man unterwegs ist. Selbsthergestellter Brei kann auch in größeren Mengen auf Vorrat hergestellt werden. Dazu den Brei im Wasserbad abkühlen und einfrieren. Bei -18°C ist der Brei ca. 2 Monate haltbar. Zur Verwendung Brei dann über Nacht im Kühlschrank auftauen lassen und dann direkt vor dem Verzehr erhitzen. Im Kühlschrank ist

---

[18] Lehrskript Säuglingsernährung, Kapitel 3, Academy of Sports, Backnang

zubereiteter Brei nur einen Tag haltbar. Abwechslungsreicher kann man kombinieren, wenn man z.B. das Gemüse separat zubereitet und einfriert.[19]

Inzwischen ist die kleine Tochter von Frau M. aufgewacht und wird unruhig. Daher vereinbaren wir für alles Weitere einen neuen Termin.

3.2 Zweites Beratungsgespräch

Dieses Mal kommt Frau M. ohne ihre Tochter in die Beratung. Sie erzählt mir, dass ihr Mann heute mit der Tochter so lange spazieren geht. Inzwischen hat sie schon angefangen Raya mit Karottenmus und Kartoffeln zu füttern und es klappt sehr gut. Frau M. hat sich dazu entschlossen selbst zu kochen und findet daran viel Spaß. Ich frage Frau M., ob sie noch ein bestimmtes Anliegen hat. Frau M. hat keine weiteren Fragen und ich hole den Metaplan hervor, dass wir daran weiterarbeiten können.

Als letzte Breikost wird der Getreide-Obst-Brei eingeführt. Er ersetzt die Milchmahlzeit bevorzugt am Nachmittag.

Alter	morgens	vormittags	mittags	nachmittags	abends
1.-4. Monat	Stillen/Säuglingsmilchnahrung nach Bedarf				
5.-7. Monat	Stillen/Säuglingsmilchnahrung		1. Gemüse 90-100 g 2. Kartoffel 40-60 g 3. Öl 1EL 4. Fleisch/Fisch 20-30 g 5. Saft 1-2 EL	Stillen/Säuglingsmilchnahrung	
6.-8. Monat	Stillen/Säuglingsmilch		1. Gemüse 90-100 g 2. Kartoffel 40-60 g 3. Öl 1EL	Stillen/ Säuglings- milch	1. Milch 200 g 2. Getreideflocken 20 g 3. püriertes Obst

---

[19] Lehrskript Säuglingsernährung, Kapitel 3, Academy of Sports, Backnang

		4. Fleisch/Fisch 20-30 g		20 g
		5. Saft 1-2 EL		
7.-9. Monat	Stillen/Säuglingsmilch	1. Gemüse 90-100 g	1. Wasser 90 g	1. Milch 200 g
		2. Kartoffel 40-60 g	2. Getreideflocken 20 g	2. Getreideflocken 20 g
		3. Öl 1EL	3. püriertes Obst 100 g	3. püriertes Obst 20 g
		4. Fleisch/Fisch 20-30 g	4. Öl 5 g	
		5. Saft 1-2 EL		

Abbildung 10: Metaplan bis 7.-9. Monat (eigene Darstellung)

Die Vollkorngetreideflocken sollen ohne Zuckerzusatz sein und die Getreideflocken sollten auf der Verpackung einzeln aufgeführt sein. Die Flocken werden mit Wasser verrührt, aufgekocht und quellen gelassen. Grieß wird in kochendes Wasser eingerührt. Der warme Brei wird dann mit Öl und mit zerdrücktem oder püriertem Obst angerührt. Wenn man Bananen verwenden sollte man sie mit wasserreichem Obst kombinieren, da Bananen sehr zuckerreich sind.

Mit der Einführung des 3. Breikostbreis sollte dem Säugling ergänzende Flüssigkeit angeboten werden. Trinkwasser ist dafür bestens geeignet. Leitungswasser muss nicht abgekocht werden, aber muss so lange ablaufen bis kaltes Wasser aus der Leitung fließt. Neben Wasser kann auch Kräutertee und säurearmer Früchtetee (z.B. Apfel, Hibiskus oder Hagebutte) gegeben werden. Getränke sollten aus Becher oder Tasse gegeben werden, um ein Dauernuckeln zu verhindern. Kuhmilch sollte im 1. Lebensjahr nicht als Getränk angeboten werden, sondern nur zur Zubereitung des Getreide-Milch-Breis. Grundsätzlich können Kinder auch mit erhöhtem Allergierisiko alles essen, außer es liegt bereits eine Allergie vor. Das gilt aber nicht für kritische Lebensmittel, wie Honig, Eier, rohe tierische Produkte und kleine harte Produkte, wie Nüsse und Samen, da hier das Risiko der Aspiration besteht. Außerdem sollten schwer verdauliche oder stark blähende Lebensmittel vermieden werden, wie Erbsen, Linsen, Bohnen, Zwiebeln und Kohl. Auch Frischkornbrei sollte im 1. Lebensjahr nicht gegeben werden. Die Speisen sollten keine geschmacksgebenen Zutaten (Salz, Aromen, Gewürze) enthalten. Alkoholhaltige Lebensmittel sind natürlich ebenso tabu.[20]

---

[20] Lehrskript Säuglingsernährung, Kapitel 3, Academy of Sports, Backnang

Nach dem 10. Monat wird meist zunächst die Vormittagsmahlzeit durch ein Frühstück ersetzt. Morgens wird oft noch gestillt oder die Flasche gegeben. Hier eigenen sich Vollkornbrot ohne Rinde mit wenig Butter, Frischkäse oder Käse und dazu etwas Obst oder feingeriebene Rohkost. Alternativ können auch Getreidflocken mit Milch und Obst gegeben werden.

Die warme Hauptmahlzeit mittags oder abends entspricht in der Zusammensetzung dem Gemüse-Kartoffel-Fleisch-Brei, nun aber zunehmend stückiger und nach und nach nicht mehr vermengt. Als Fleisch werden anfangs Wurst oder kleine Hackbällchen angeboten, die leichter zu kauen sind.

Als 3. Hauptmahlzeit abends oder mittags kann wie beim Frühstück Brot, Obst oder Gemüse, Butter, Käse oder Streichwurst angeboten werden. Wenn das Kind abends sehr müde ist, kann auch weiterhin der Milch-Getreide-Brei gegeben werden. Für die zwei Zwischenmahlzeiten eignet sich weiterhin der Getreide-Obst-Brei mit gröberen Flocken oder Obst/Gemüse mit Vollkornzwieback, -brot oder Dinkelstangen. Wichtig dabei ist, das Kind beim Essen niemals unbeobachtet zu lassen. Ebenso sollten Eltern die Selbstständigkeit ihrer Kinder nicht blockieren und sie ausprobieren lassen, auch wenn mal was daneben geht. Kinder lernen Essen mit allen Sinnen.[21]

Ich frage Frau M., ob all Ihre Fragen beantwortet sind oder noch etwas offen ist. Sie bedankt sich herzlich bei mir und hat keine weiteren Fragen. Wir verabschieden uns und ich wünsche Frau M. mit ihrer kleinen Familie alles Gute und sage ihr, dass wenn noch irgendwelche Unsicherheiten oder Fragen auftauchen sollten, sie sich jederzeit bei mir melden darf.

4. Fazit

Das Verhalten der Eltern und die Interaktionen während des Essens zwischen Eltern und Kind beeinflussen die Entwicklung des kindlichen Essverhaltens. Eltern können wesentlich die Entwicklung eines gesunden Essverhaltens beeinflussen, indem sie für eine liebvolle und entspannte Atmosphäre bei den Mahlzeiten sorgen, auf die Signale ihres Kindes eingehen und die Lebensmittel auf die psychomotorische Entwicklung ihres Kindes abstimmen. Gemeinsame Mahlzeiten verknüpfen soziale Interaktion und Nahrungsaufnahme miteinander. Ein regelmäßiger Ablauf der Mahlzeiten am Familientisch schafft Struktur und erzeugt Sicherheit. Geräte sollten während der Mahlzeiten ausgeschaltet werden, so dass die Zeit der Mahlzeit und dem Austausch gewidmet werden kann. Um ein gesundes Essverhalten zu fördern, sollte die Selbstregulation des Kindes bei der Nahrungsaufnahme beachtet werden, um eine Überfütterung mit übermäßiger Gewichtszunahme zu verhindern. Kinder sollten zum Essen/Trinken weder gedrängt noch damit beruhigt werden.

---

[21] Lehrskript Säuglingsernährung, Kapitel 4, Academy of Sports, Backnang

Eltern sollten für ein vielfältiges Angebot sorgen und Ablehnung akzeptieren. Wiederholtes Anbieten und Probieren lassen kann die Wahrscheinlichkeit der Akzeptanz erhöhen. Oftmals wird erst nach 8-10-maligem Angebot eine Akzeptanz erreicht. Außerdem spielen die Beobachtung und Nachahmung eine große Rolle. Dinge, die von Eltern und Geschwistern gegessen werden, werden oft leichter akzeptiert.

Somit ist die frühkindliche Ernährung maßgeblich mitverantwortlich für das spätere Essverhalten des Kindes. Vielleicht lässt sich durch das frühzeitige Erlernen von gesundem Essverhalten das zunehmende Übergewicht in unserer Gesellschaft und den daraus resultierenden Folgeerkrankungen zukünftig eindämmen.

5. Abbildungsverzeichnis

Abbildung 1: Magengröße Säugling

Abbildung 2: Laktationsstadien

Abbildung 3: Allergierisiko von Neugeborenen

Abbildung 4: Hydrolyse von Eiweißen

Abbildung 5: Tabelle zu empfohlenen Supplementen

Abbildung 6: Beikostbaukasten

Abbildung 7: Metaplan bis 5.-7. Monat

Abbildung 8: Metaplan bis 6.-8. Monat

Abbildung 9: Vor- und Nachteile der Selbstherstellung und von Fertigprodukten

Abbildung 10: Metaplan bis 7.-9. Monat

6. Literaturverzeichnis

Lehrskripte:

Lehrskript Säuglingsernährung, Academy of Sports, Backnang

Internet:

Arbeitsgemeinschaft Allergiekrankes Kind

https://www.aak.de/empfehlungen-zur-allergievorbeugung-fuer-werdende-eltern

(letzter Zugriff: 01.08.2022)

BLE-Medienservice

https://www.ble-medienservice.de/3805/was-babys-brauchen-kinderuntersuchungsheft-aufkleber

(letzter Zugriff: 01.08.2022)

Gesund ins Leben

https://gesund-ins-leben.de/netzwerk-gesund-ins-leben/aktuelle-meldungen/meldungen-2021/sorge-junger-muetter-um-zu-wenig-muttermilch-meist-unbegruendet/

https://www.gesund-ins-leben.de/fuer-fachkreise/bestens-unterstuezt-durch-1-lebensjahr/handlungsempfehlungen/beikost/naehrstoffsupplement-im-1-lebensjahr/

(letzter Zugriff: 02.08.2022)

Mamiweb

https://www.mamiweb.de/familie/die-ernaehrung-vom-baby-mit-muttermilch/1

(letzter Zugriff: 01.08.2022)

Medela

https://www.medela.de/stillen/deine-stillzeit/vorteile-stillen

(letzter Zugriff: 02.08.2022)

RedaktionsNetzwerk Deutschland

https://www.rnd.de/wissen/stillen-schutz-vor-eierstock-krebs-studie-wertet-umfassende-daten-aus-Q6VVNFWGDZCXDH3IKVSXVBYSJY.html

(letzter Zugriff: 02.08.2022)

Stillen Institut

https://www.stillen-institut.com/media/Stellungnahme-S3-Leitlinie-Allergiepraevention.pdf

(letzter Zugriff: 01.08.2022)

7. Anhang

Anamnesebogen

Größe: 1,72 m

Gewicht vor der SS: 59 kg

Gewicht aktuell: 74 kg

Entbindungstermin: 01.05.22

Anzahl bisheriger Schwangerschaften: 0

Anzahl Geburten: 0

Gab es Schwangerschaftskomplikationen (Bluthochdruck, Diabetes, Infektionen)? Nein

Nehmen Sie regelmäßig Medikamente ein? Ja, Femibion3

Leiden Sie an chronischen Erkrankungen (Diabetes, Bluthochdruck, Nervenleiden, Schilddrüsenfehlfunktion, Gerinnungsstörung etc.)? Nein

Gibt es Erbkrankheiten in der eigenen Familie oder der des Partners? Nein

Haben Sie Allergien/Unverträglichkeiten? Wenn ja, welche?

 Allergie gegen Gräser und Katzenhaare

Rauchen Sie? Wenn ja, wieviel? Nein

Trinken Sie Alkohol? Wenn ja, wie häufig? Nein

Nehmen Sie Drogen? Nein

Sind Sie berufstätig/studieren Sie? Nein

Treiben Sie regelmäßig Sport? Ja, Aquagymnastik

Haben Sie Beschwerden in der Schwangerschaft? Nein

Grund der Ernährungsberatung?

> Informationen zur Säuglingsernährung

Anamnesebogen

Geschwister

Alter: keine

Erkrankungen/Allergien: /

Erkrankungen/ Beschwerden in der Schwangerschaft: keine

Geburt (Kaiserschnitt, Frühgeburt etc.): spontane Geburt in der 41. SSW

Gestillt/Säuglingsnahrung: vollgestillt

Besonderheiten: keine

(Spucken, Gedeihstörung,

Schreikind, Schwitzen, Schlaf etc.)

20

Gibt es Raucher in der Familie?

Wenn ja, wer?

Grund der Ernährungsberatung: Informationen über Säuglingsernährung

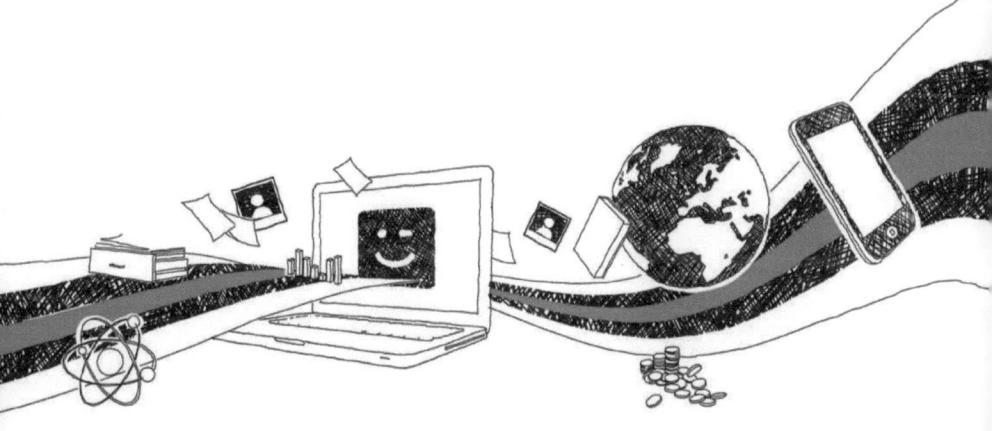
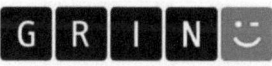